ボーダーブックス5

臓器移植・ホスピス・ターミナルライフ

往きのいのちと還りのいのち

米沢 慧
Yonezawa Kei

往きのいのちと還りのいのち　臓器移植・ホスピス・ターミナルライフ　**目次**

死を「いのち」と読む時代

臓器移植法の施行によせて

1　脳死といのち

この秋（一九九七年）臓器移植法が施行されたばかりです。そこで、きょうは臓器移植の問題を〈いのち〉という磁場に移して話してみたいとおもいます。

臓器移植、厳密にいえば心臓移植を可能にしたのですが、この問題については長いこと賛成・反対の意見が飛び交い、かんかんがくがくとつづいたのですが、さいごは期待ムードのなかで押し切っての施行となりました。

みなさんは、今回の制度についてどんな理解をされているでしょうか。実は「読売新聞」は脳死・臓器移植法に関連してかなり長い期間にわたって「脳死は人の死か」という意識調査をしてきましたが、その動向を押さえておきたいとおもいます。

調査当初の一九八二年には「死と判定すべきではない」が四割強でトップでした。「脳死になったら死と判定してよい」としたのは二九パーセントで低かったのですが、徐々にこちらのほうが増加して一九八九年以降は五割前後になり、逆に「死と判定すべきではない」は二割台に減少していきます。ところが「脳死になったら臓器を提供しますか」という質問項目は当初はなかったのです。最近になって、一九九四年になってはじめてこの質問が登場したのですが、そのときは四九パーセント。二〇代の人は六割です。その数字は現在も変化がありません。

おもしろいと思ったのは「脳死は人の死だ」と考えている人が五割いる、一〇〇人のうち五〇人です。そして「脳死になったら臓器を提供してもいい」と思っている人も五〇人前後で、かたまって動かない状態になったんです。わたしはこの傾向は悪くはないとおもいました。賛成するという人たちが七〇、八〇、九〇パーセントになるとしたら、これは逆に異常な、異様なことになります。

この五〇パーセントの賛成と反対という数字は何でしょうか。もちろん「脳死は人の死だ」という人がそのまま「臓器を提供してもいい」と考えている人だとはいえません。わたしの了解の仕方はといえば、こんな感じだったとおもいます。

つまり、五〇パーセントという数字は、脳死が人の死だとしても臓器、心臓を提供しようなどと考えないで自分の生涯を全うしようとする人と、機縁さえあればいつでも臓器を提供してあげたいと考える人たちが、突出したかたちではないバランスでいるということです。五〇パーセントの容認するひとは事態を黙認しようとする五〇パーセントかもしれません。また、未知なもの、あるいは不安なものに対しては触れないでおく、保留しておく、ペンディングしておくという態度も入っているかもしれません。こういう態度には、脳死を否定的な受けとめ方ではなく、脳死を〈いのち〉の緊急の事態として肯定的に受けとめようという姿の徴ではないか。そう考えると、これは自然な受けとめ方の一つなんだというふうにおもえたのです。

そこで、わたしが口にしたことばは「死も〈いのち〉なんだ」ということ。脳死・臓器移植が可能になったということは、死を〈いのち〉と呼ぶ時代に入ったんだということです。このことに鈍感であってはいけないのではないかということでした。

今日は、そうした観点から〈いのち〉ということについてお話してみたいとおもいます。

2　「脳死」がもたらした思いがけない死の定義

まず第一に臓器移植法は、思いがけない「死」の定義を与えました。つまり「脳死」を規定したことです。本来なら「臓器移植」の問題と「脳死」の問題は、同じテーブルで扱われる性質のものではないはずです。次元の異なるものでしょう。けれども、この二つをひとつの事柄にしないかぎり臓器移植を合法化できなかったということが実はポイントになっています。医療技術の発達が生死の境界を押しひろげる可能性の道をひらいたのですが、その根拠となったのが「脳死」という状態を発見したことだったのです。

最初から蛇足めいてしまいますが、臓器移植法の目的は臓器の移植の道を開くためであり、「脳死は人の死である」という認定ではありません。ここでは、臓器の移植は死んだ人からの移植以外は認めないというのが規定の柱になっています。

条文では「臓器の機能に障害がある者に対し臓器の機能の回復又は付与を目的として行われる臓器の移植術に使用するための臓器を死体から摘出すること」となっています。もう少しはっきりさせてみます。

医師は、死亡した者が生存中に臓器を移植術に使用するために提供する意思を書面により表示している場合であって、その旨の告知を受けた遺族が当該臓器の摘出を拒まないとき又は遺族がないときは、この法律に基づき、移植術に使用されるための臓器を死体（脳死した者の身体を含む）から摘出することができるものとする。（法第6条）

「脳死した者の身体」というのは「その身体から移植術に使用されるための臓器が摘出されることになる者であって脳幹を含む全脳の機能が不可逆的に停止するに至ったとされたものの身体」だといっています。ずいぶん回りくどい言い方ですが、ここで「死体（脳死した者の身体）」という記述によって脳死の状態を人の死、あるいは個体の死として普遍化しようとしているのではありません。移植のための臓器の提供を希望した場合にかぎって脳死を死体と認定しよう、つまり特例として認めようとしていることになります。

この規定によって単なる臓器の移植という意味合いから、かつては思いもよらなかった心臓の移植や肝臓移植の通路をひらいたわけです。

ところで、法が施行されたからといって、直ちに心臓移植が始まるのかといえば、そうはなりません。施行にあわせて新聞各紙は、どういう状態なら移植ができるのか、具体的なシミュレーション記事を載せているところもありますが、実感としてはわかりません。

いまさら、ここで説明することはないとおもいますが、脳死状態になる場合は緊急かつ緊迫事態として遭遇することになります。交通事故のときの脳挫傷とか、脳卒中など、いわゆる突然死に限られています。しかも移植成功のかぎは死後（脳死判定以後）の迅速な対応にかかっていいます。たとえば事故発生から救命救急センターへ。そして脳死の判定になりますが、これについてもどこの病院でも可能かといえばそうではありません。脳死の判定ができる医療機関は施行当初ではわずかで全国で九一カ所（その後三百五十ほどに増加）と限られています。そして、その人の臓器提供の意思確認（ドナーカード）と家族の承諾がいります。その後に法の手続きに則った脳死判定になります。ここから臓器摘出、臓器搬送、移植手術ということになります。しかも心臓だと摘出してわずか四時間で、肝臓だと十二時間、腎臓だと四十八時間で移植を行わなければならないといわれています。心臓移植が可能な病院は将来はともかく現在全国で三ヵ所、肝臓の移植も二ヵ所です。これではアメリカのテレビドラマ「ER」のシーンとかさなってきます。

とにかく、どういうことになるか、実際に始まってみなければ判らないということでしょうが、ある新聞は「年間に一〇人の移植を成功させようとすると、脳死段階で臓器を提供してくれるドナー登録が三百万人を確保できないとむずかしい」という記事を載せていました。

3　心臓のいのち、脳のいのち

さて、今日の話は臓器移植の是非ではありません。臓器移植を受けるべきか臓器の提供をするべきかの話でもありません。最初にもふれましたが、この法の施行によって〈いのち〉の次元が変わったということです。では、どういうふうに変わったのかということを考えたいわけです。具体的には〈いのち〉を考えるベースが、おもいがけない脳死の出現によって一元的ではなくなったこと。〈いのち〉が拡張されることになったということです。従来までですと心臓の停止が死の了解であったのです。今回は、移植という目的に限るとしたうえで、脳死も一つの死であるというとらえ方になったことです。「死」が現実に心臓死と脳死というように切り離され分離されたこと、〈いのち〉が二つの極にひきはなされてしまったことにあります。

人の死というのは、伝統的にはという言い方は変ですが、呼吸運動と心臓の拍動の停止、加えて瞳孔の散大の三つです。これがだれもが確認できる死の兆候ということになりますが、脳死はそうした外観は確認できない、どちらかといえば観た目には生きているとしか思えない状態です。専門家と特別な技術と特別な施設でしか識別できない、新たに発見された死の兆候ということです。というわけで、私たちは心臓と脳という異なる機能のなかにそれぞれの〈いのち〉を見つけてしまったということができます。

まず心臓は植物器官の中枢で、生命維持装置そのものです。そして脳はその対極にある動物器官の中枢です。そういうふうに分類すると心臓の停止とは身体のうちの植物生命の死として了解することになります。そうしますと、脳死は動物器官、動物生命の死というふうに受け入れることができそうです。実はそうした考えを後押ししてくれる人がいました。三木成夫という解剖学者です。ピンとくる方もいらっしゃると思いますが、『胎児の世界―人類の生命記憶』（中公新書）という名著で知られている方です。その三木さんの『ヒトのからだ―生物史的考察』（うぶすな書院）のなかに、〝植物的ないとなみ〟〝動物的ないとなみ〟という言い方で、こんな記述に出合います。

「われわれ人間のなかで、いわば対立の関係にある〝こころ（心情）〟と〝あたま（精神）〟は心臓と脳に由来したもので、それぞれ人体を二分する〝植物的いとなみ〟と〝動物的いとなみ〟を象徴するものということになる」とあります。

植物的いとなみである心臓は人のこころ、あるいは人の心情と切り離せないものだ、といっているのだとおもいます。そして動物的ないとなみである脳は人間の精神あるいは理性を象徴するものだ、といっているんです。はっとさせられます。

三木成夫の学問領域は「個体発生は系統発生をくりかえす」ということばで言われている生命形態学と呼ばれているものです。どういうことかというと、生物の頂点に立っているヒトといえども、その身体には生物の誕生以来の記憶を全部名残りとして抱え込んでいるというのです。ことに、脊椎動物の誕生以来五億年の進化というか変化をからだに刻み込んでいるのだ、という観点にたった考察なんです。

生物といえば植物そして動物というふうに分類されますが、我々の祖先でいえば、まず海に誕生してその後、陸にあがる。要するに生命形態は水中のエラ呼吸から肺呼吸へと変化するわけです。浮袋をもった魚類がいますけど、あれは陸に上がって肺呼吸をしてきた名残りなんだというのです。つまり、一度陸にあがったんだけれども、もう一度水中生活を選びなおしたんだということで説明されています。とにかく魚類から両生類へ、そして爬虫類になり、鳥になり、哺乳類になって、そして人類へとつらなる。その間の生命の進化にともなう名残りを捨てないで、それぞれのからだに埋め込まれているのだという話になります。

三木さんはさらに「植物性器官は動物性器官によってとり囲まれ、その内側にかくされる。われわれが〝内臓〟とよんでいるものはじつは植物性器官のことをいっているのだ」ともいっています。要するに「ヒトのからだ」は植物性器官の歴史と動物性器官の歴史の融合として語られているのです。

臓器移植の時代は死も〈いのち〉である、という今日の主題は実は三木成夫の観点によっているのです。

とりあえず、ここで整理してみますと、脳死は理性の死だと位置づけられ、心臓の停止はこころの死と呼ぶことができます。ですから、わたしは臓器移植法がいうように脳死だけでは人の死とはとらえられないとおもいます。脳死はまだ〈いのち〉だということになります。

4　三木成夫の著作にふれて

三木成夫の著作についてもう少しふれたいとおもいます。三木さんは十年ほど前（一九八七年）に亡くなられたのですが、生前に刊行された本は少なく、死後になって自ら描かれたたくさんの丹念な解剖図とともにその業績がひろく知られるようになりました。

わたしが三木さんの話に最初に出合ったのは最初の著作となった『内臓のはたらきと子ども』（築地書館・一九八二年）でした。それは保母さんを相手にした駄洒落もたっぷりの愉しい講演集でしたが、『胎児の世界』が出る以前のものです。これは後でふれようとおもっていますが、実はこの本のインパクトが大きかったのです。手にするきっかけとなったのは、当時受験浪人中の息子とその友だちのために開いていた内輪の勉強会のテキストにした『批評入門』（筑摩書房）に収められていた抄文「内臓と心」を読んだことからでした。

くりかえしになりますが、そこには人間にとっては手や足のような感覚・運動器官（動物的器官）もさることながら、ほんとうは内臓が大切なんだと書いてありました。内臓というのは人間のからだの中の〝植物〟器官だからだと。いまでも覚えているのですが「植物とは天地をむすぶ巨大な循環路の毛細血管のようなものである」。そして「この天地を結ぶ壮大なスケールのリズム、宇宙のリズムと共に生きる〃内臓の感受性〃が〃心〃のめばえの土台となる」というような語り口になっていて感銘を受けたんです。

なるほど、「ヒトのからだ」は動物器官と植物器官とからなりたっているんだ。その記述はとても説得力があり、勇気を得たという感じにもなりました。

臓器移植についても、三木さんの「ヒトのからだ」というコンセプトを潜らせれば〈いのち〉への視座に反転して考えることができるということでした。

三木さんはあたまとこころ、つまり理性と心情というのは心臓と脳に由来しているんだということで、「ヒトのからだ」は動物性器官と植物性器官のふたつが互いに依存しあってはじめて人間なのだ、脳と心臓というのは切ってもはなせない関係が目に見えない支えとなっているのだといいます。この「二者一組」の双極的な存在でバランスがとれていなければいけないと。

ところが、ヒトのからだは進化の歴史過程で脳の方が肥大化してしまった、このふたつの勢力の均衡点が移動することになった、と三木さんはいっています。『生命形態の自然誌』(うぶすな書院)という本のなかにはこんな記述があります。

人類の歴史において、生の中心が「心臓」から、しだいに「脳」に移行してゆく、といわれるのは、そのひとつの現われとみられるが、それは〈あたま〉が〈こころ〉の声に聞き入る「生中心の思考」が、〈あたま〉が〈こころ〉の声を聞き失う「ロゴス中心の思考」にしだいに覆われてゆく、思考変革の歴史的な傾向を意味するものと考えられる。そこには、しかし、動植物両器官の持つ本来の双極的な関係が、支配と被支配の主従的な関係に変貌をとげる、ひとつの危険性が秘められていることを忘れてはならないであろう。

脳のほうが心臓を支配するところまできたんだ、別な言い方をすれば、あたまがこころを従属させるようになったという指摘なわけです。そのことについて三木さんは、ヒトのからだで動物性器官の分化の歴史には、いつの日にか脳の発達がその限界にまで到達しなければならない宿命そのものが、発生の当初から隠されていたのだともいっています。つまり、人間は文明史の展開にしたがって脳が、つまり理性がからだに強く介入することを許したということ、動物器官である脳が植物器官を支配するようになる必然性を述べています。同じ解剖学者の養老孟司さんにも「脳化社会」というカテゴリーがありますが、根底のところではつながっている発想だとおもいます。そうだとすれば、臓器移植という行為は間違いなく脳の企み、脳の仕業であるということ、人間の意思、脳の力によるものだということになります。

あらためて脳死というのは動物生命の死であり、ロゴスの死・理性の死ということになり、すでに〝死に体（しにたい）〟状態と判定することはできることになります。関連して思い出すことばに「植物状態」というのがありますが、これは、脳死の状態ではありません。「植物状態」は自力呼吸も可能ですし脳幹はまだ生きている。ふたたび蘇生してくるかもしれません。少しまえに亡くなった著名な写真家に土門拳という人がいます。この方は植物状態で十数年も生きた方ですが、亡くなったときに「この人はいつもベッドで寝ている人だと思っていた。いなくなってとても淋しい」という奥さんのコメントがあったことを覚えています。この場合は、動物生命の衰えは顕著だったかもしれませんが植物生命つまり心臓だけはとてもしっかりしていらしたということでしょう。

この植物状態は甦りの期待はもてるかもしれませんが、脳死というのはもう二度と蘇生しない、どんなことがあっても生き返らない、脳死は不可逆的な「死の始まり」であって、その後を追っ掛けるかたちで心臓停止がやってくるといわれます。臓器移植法はそこに目をつけたのですね。心臓の停止を待たずに脳死段階に前倒ししてヒトの死と判定することになった。もちろん、理由はただひとつ、植物生命の移植を成就されるためにとられた措置なわけです。

ですから臓器移植というのは、脳死という死の始まりから、心臓停止という死の終わりまでの

〈いのち〉の残りわずかな隙間で手を差し伸べた延命と蘇生の術ということになります。そう考えますと、この行為はけっして動物生命が植物生命を支配しているがゆえではない。〈いのち〉という磁場からいってみると、むしろ和解の徴のように思えてくるのです。これまでの支配と被支配という立場が消えている、というか、取り引きはないという気もするのです。

この場合の〈いのち〉は、脳の蘇生がもはや不可逆的な段階の〈いのち〉です。そしてこの段階の〈いのち〉だけが、他の〈いのち〉を救い出すことができる、その理性判断と愛によっていると。もし、脳死判定による心臓移植ということが実際に成就するとしたら、それは単なる臓器の適合性とかの問題ではなくて、たとえばAさんの理性とBさんの心が通い合ったんだということかもしれません。

よく聞くことばに〝拒否反応〟というのがあります。それは移植の失敗ということにつながるわけですが、言い方をかえれば〈いのち〉というのは任意のものではない、いつも意思として、心情として、つまり固有なヒトの姿としてあることからきているとおもいます。ですから、脳死による臓器移植が成功するということは、それは双極の〈いのち〉がたがいに共鳴しあったんだ、というように了解すべきかもしれません。

あらためて〈脳死〉を個体の死とかヒトの死というかわりに「いのち」とルビをふって「脳死＝

いのち」と読むべきではないでしょうか。そうすれば、脳死の人が心臓の提供者（ドナー）となることは、文字通り〈こころ〉の贈りものといった行為として認知することもできそうな気がしますが、どうでしょうか。

5　往きのいのちと還りのいのち

わたしたちは臓器移植法の施行で、新しい〈いのち〉のステージがあることを教えられたわけです。〈いのち〉を提供しようとする〈いのち〉とその〈いのち〉を受け入れて歩みだすステージです。

イメージからお話しすれば〈いのち〉には往きのステージと還りのステージがあるのではないかということです。実はその点も、三木成夫の考えから引き出したものなんです。

それは「植物も動物も、ともに生殖・死という一生の歴史には自然のリズムがある。それが生の波動である」といった何気ない記述のうちにありました。

ついでですから、わたしが最初に出合った文章の「内臓と心」から三木さんの語り口をそのまま ひろってみます。

動物というものは、子どもを生む場所と、餌をとる場所とはっきり分かれているんです。サケは生まれてからの前半生をずっと餌場で過ごしてここで大きくなり、ある一定の時期がきたら、突如としてその生命形態を変える。それまでは、ただ〝食べる〟だけが楽しみだったのが、もうそれからあとは、飲まず食わずで、生まれ故郷へ子どもをつくるために死を賭して還ってゆくのです。そして次代がふたたび餌場へ向かう…。まことに壮大な往復運動です。

鳥の渡りも、これですね。あの渡り鳥が夏になると北上して子どもを生む。冬がくると餌をたべに南下する…。こうなりますと、一種の振り子運動ですね。それも、地球的な規模の振り子運動です。しかも、その振りのリズムは、地軸の振りに一致している。

これで皆さんお分かりでしょう。動物は「食」の生活と「性」の生活をはっきりと分けている。私ども人間は、とくに男性はもう〝食い気〟も〝色気〟もごっちゃ混ぜ（爆笑）ですから、こういった分け方はまったくできない。しかし、生命の流れというものは、ちゃんと季節の流れにのって、交代してゆくのです。

この模様はじつは植物の世界で理想のすがたがみられるのです。田んぼに出て、あのイネの育ちをみれば十分です。春がきたら苗床から芽が吹き出してくる。それから、夏に向かって葉っぱを繁らせて大きくなってゆく。「成長繁茂」の相です。やがて夏至がすぎて日が短くなってゆくと、そこでポイントが完全に切り換えられる。つまり個体の維持から種族の保存に向かって、いわば生きざまが変わってしまう。あの秋の黄金の波。それは「開花結実」の相です。(『内臓のはたらきと子ども』)

わたしがこんな語り口から受け取ったのは、本来〈いのち〉の波動には往きと還りがあるということでした。「食」の相と「性」の相、「成長繁茂」の相と「開花結実」の相が対応している。いまの季節でいえば、ちょうど南下を続けているモミジ前線は還りの相ですね。サクラ前線はもちろん往きの相ということになります。

実際、私たちの人生にもまた、往きの人生があり還りの人生があるということを物語っています。たとえば、子どもたちの誕生から進学や就職試験に挑む姿にはあきらかに往きの人生があります。一方サラリーマンなら、近年のように長生きできるようになって、定年退職以降は単なる老後としてみることはできなくなっているはずです。つまり、そこにはこれまで経験したことのない還りの人生があるとみることができます。また、女性化粧品はよく宣伝文句に、二五歳が肌の曲がり角だ、老化の始まりだなどといったりしています。どこを折り返し点にするかは別として、生き方にも往きと還りでは自ずからちがったものになるはずです。

歴史的にみても、近代というのは〈往き〉を鮮明にした歴史過程であるということになります。それをことばにしてみると「開発」とか「発展」ということになるのでしょうが、世紀末になった現在では、「かけがえのない地球」とか「地球環境を大切に」というように、どちらかといえば退行的な表現になっています。これもわたしなりにいってみると〈還り〉のことばに近いということになります。

また、戦後の高度成長期を支えてきた世代にとっては、社会の往路と往きの人生が一つになっていた時代だったといっていいわけです。ですから、意外なことにわたしたちには〈往き〉の人生ばかりで〈還り〉の人生などは考える余裕すらなかったということになるでしょう。それだけに〃還りの生き方〃はこれからは切実なものになっていくとおもいます。

少し話が脱線してしまったんですが、私たちはヒトのいのちの〈往き〉を理性(脳)の支配に委ね、〈還り〉のいのちのリズムは心情・こころ(心臓)のうごきに聞いてきたのかもしれない。そして、その〈いのち〉の意思にそった医療のあり方が先端医療の行方を担っているようにみえるということです。

いま、自己の生命をあくまで延命したいと考え、その考えにしたがって医療を受けたいとする

〈いのち〉の姿を〈往きのいのち〉と名づけて、それを支援する臓器移植の医療を〈往きの医療〉と呼んでみたいわけです。それとまったく逆に、延命を断念して、そう遠くない時点でかくじつに訪れるであろう死（心臓停止）を受入れ、残された生をいかに生きるかを選択する道がありま す。わたしはそれを〈還りのいのち〉と呼び、そして、その〈いのち〉に寄り添う医療のあり方を〈還りの医療〉と名づけました。今日、ホスピスとか緩和ケアと呼ばれているターミナル医療がこれに相当します。このように、〈いのち〉のステージのちがいによって医療もそれぞれの極にむかった展開になっているわけです。

〈往きの医療〉のうち、世界最初の心臓移植といえば、一九六七年の南アフリカでした。この分野は遺伝子治療や生殖医療など、クローンの成功によって加速しているのはご存じの通りです。一方の〈還りの医療〉についていえば、近代ホスピスといえばシシリー・ソンダースによるロンドン郊外の聖クリストファー・ホスピスですが、これも一九六七年に誕生して、その後世界六〇ヵ国以上の国に普及しています。さらに〈還りのいのち〉の課題は尊厳死や安楽死等までも視野にはいっています。

このふたつの医療のルーツは子午線の南北緯度のちがいはあれ、三〇年前のほぼ同じ時期にスタートしていたわけです。わが国では、今回はじめて脳死における臓器移植の道が開いたことで、

〈いのち〉にステージがあること、とりわけターミナルライフという人生の終末期が選択肢として突きつけられていることを思い知ったというべきでしょう。

臓器移植に賛成か反対かの議論ではありません。臓器移植を受けるか、臓器を提供するのかという私たちの意思にはかならずや〈いのち〉のステージの選択として、その人の死生観や生き方が問われることになってきたということです。少なくとも私たちの風土に馴染んでいた自然死という〈いのち〉のありようからは、ずいぶん遠くにきたようにおもいます。

往きのいのちと還りのいのち

ホスピスという臨床

1　生き方や死生観が問われる段階になった

一年前（一九九七年）にこちらの同じ会場（甲府市）で講演したときのテーマは、施行されたばかりの臓器移植法に触れてのものになりました。そこでわたしは、脳死臓器移植という新しい、未知の領域に入った先端の医療の方向性を〈往きの医療〉と呼んだように思います。

それからもうひとつ、ホスピスに代表されるターミナルケアや緩和ケア、いわゆる死を受容するところに力点を置いた医療の方向性を〈還りの医療〉とも言ってきました。先端医療は往きと還りという二つの〈いのち〉のステージにみあう形態として定着していくだろうというのがわたしの考えです。

こうした事態になってきたのはやはり近年のことです。医療とか病院が単なる疾病の問題から〈いのち〉のステージというひろい視野のなかにさらされることになったこと、それを踏まえて〈往きのいのち〉に対応した〈往きの医療〉のありかたと、〈還りのいのち〉にしたがっていく〈還りの医療〉を対のかたちで同時にみる視野を提示してみたわけなんです。これを一つの場面として想定してみますと死を目前にしたときの私たちの意思の問題になってきます。今日の医療の水準からすれば、臓器の提供を受けるか、死を受け入れるのかという選択肢に直面することになった。それだけに、かつてのように黙って病院で医療者にからだをゆだねるのではない、患者となる私たちの生き方や死生観が問われる段階になってきたといえます。

臓器移植法が施行されて一年たったところですが、前回の話（死を「いのち」と読む時代）を引き継ぐかたちで、今日は〈還りのいのち〉というステージについて、ということは〈還りの医療〉の足場についても意見をのべてみたいとおもっています。

いまから三〇年ほど前になりますが、一九六七年という年は〈往きの医療〉と〈還りの医療〉の誕生を象徴する出来事がおきています。ひとつは世界で初めての心臓移植が南アフリカで行われたこと。そしてターミナル医療、わたしのことばで言えば〈還りの医療〉の基盤となった近代ホスピスの誕生です。シシリー・ソンダースという女医さんが創設した聖クリストファー・ホスピスも同じ一九六七年です。それにもうひとつ関連していっておきますと、その二年後にE・キューブラー・ロスの『死とその過程について』という本が出版されました。これは人が死病にであってやがて死を受け入れていく過程についての丹念な記録から生まれた著作です。まず最初は心身ともに、そういう事態を受け入れたくないという強い否認衝動があります。ここからスタートしてついで怒り、取引、抑鬱そして受容というようにおよそ五つの過程をたどる、という理論で有名です。わが国では二年後に『死ぬ瞬間』（読売新聞社）というタイトルで出版されたのですが、当時は『死ぬ瞬間』という表題とともに非常にインパクトを与えましたし、今では古典ともいえる名著としてひろく読まれています。

一九六〇年代のこうした突出した医療の展開や、DNAの二重螺旋の構造があきらかになった背景に、ベトナム戦争も後押ししていたといわれています。バイオエシックス、生命倫理などが同時に問われるようになった時代と言えるでしょう。

ところで、わたしは世紀末にいたって「死」という言葉に「いのち」とルビをふる時代に入ったと、近年言いつづけてきました。三年前に『ファミリィ・トライアングル』（春秋社）という本を出しましたが、そのときは少子高齢社会がやってくるぞ、そんなとき、人はどんな支えあいができるだろうか。それがタイトルになったのですが、では高齢社会とはどういう過程を経るのだろうと、手探りしているうちに、実はその根底には〈いのち〉というステージのとらえ方と関係しているのではと考えるようになったのです。

若いときでしたら「死」といえば、観念としての「死」だったのですが、現在の関心は「死ぬ」という現象、死ぬ過程に移ってきている。要するに生き方として「死」が入ってくるようになった。「死」は彼岸のこと、向こう側のことを考えることではなくなったということです。ことに脳死による臓器移植が現実に可能になったことで、医療の現場が「死」をいのちとして扱うことになってきたこと。そういうことが「死」に「いのち」とルビをふる時代に入ったといえるのではとおもいます。

2 脳死体は死体ではなく〈いのち〉

臓器移植法が施行されて一年が経つわけですが、当初は今にもドナー（臓器の提供者）があらわれるのではという雰囲気でしたが、未だに〝日本初の心臓移植〟という報道に出合いません。これは意外な感じがするのと同時に、いざというときになるとみんな踏み込めない、戸惑いがあるんだなという感じで、どこか納得したところがあります。

わたしは、臓器移植法の施行にふれて、臓器移植を受けたいという人と脳死の際には臓器の提供をしたいという人の考えが肯定できないかぎり、これからの〈いのち〉という主題は閉じたものになるのではないか、それがわたしの態度でした。一方で、心臓移植を自らの身体にうつしかえて考えると体や心はどうしても否定的な反応になりました。結局、脳死は人の死ではないというところで踏みとどまりながら、脳死も〈いのち〉であるという観点を引き出してみることにしたのです。その根拠としたのはすでにふれたので言いませんが、三木成夫の著作にずいぶんたすけられました。臓器移植法がいうように臓器移植を前提にした脳死体は死体ではない、〈いのち〉だという観点にいきました。そのことによって臓器移植という医療のありかたに反対という姿勢にはなりませんでした。

この場合の〈いのち〉は、脳の蘇生が不可逆的な段階における〈いのち〉であること。そしてこの段階の〈いのち〉だけが他の〈いのち(心臓)〉を救い出すことができるというように納得させられたからです。そのあたりのことについては近々出る本(『「幸せに死ぬ」ということ』一九九八年一一月、洋泉社)に「往きの医療と還りの生命」というかたちで収録したところです。

関連してもう少しふれておきたいことがあります。臓器移植法が施行されて間もなく、甲府市の講演の直後の一二月に長野県松本市で看護婦の研修会で話をする機会があったのですが、そこに信州大付属病院の看護婦さんも参加していたんです。ご存じのようにその病院は脳死移植法に基づいて肝臓移植ができる指定病院のひとつだったんですが、実際に移植の際にはかかわるという看護婦さんが数人いたのです。

病院は最先端の医療ということではりきっているとのことでしたが、看護婦さんたちはどちらかというと事態が飲み込めていない様子でした。臓器移植に対してどこか否定的な感情がある人とか、そんな状態で担当になっているのが不安だという声を聞きました。移植医療ということでとくべつに研修とかはなく、上司からは「移植だからといって特別なことではない、いつも通りやればいいんだ」という話だったといいます。

その時点での肝臓の提供を待っている患者さんは二人入院中ということでした。一人の患者さんはもう危険な状態で、脳死からでは時間がなく生体肝移植に切りかえようかぎりぎりの段階で、もう一人はまだ時間的に少し余裕がある状態でした。そうした事態に向き合っている患者にどんな態度をとるべきかという質問を受けたのですが、正直なところいい返事ができるわけはありません。ただ、わたしなりに言えたことといえば、待機している人たちは生への一縷の希望をもっているとはいえ間違いなく末期の患者さんであり、どちらかといえばホスピスにいる患者さんと同じケアになるのではないか。そんなことしかいえなかったのです。

ところで、今日の講演会は山梨日日新聞に連載されている「ファクス書簡」のライブ版ということになっています。私の書簡の相手をして頂いている内藤いづみ医師はターミナルケアの専門家で在宅ホスピスを提唱し実践している方です。〈いのち〉の臨床といえば、これまで病院死だけを思い描いていたことに気づきました。とんでもないですね。内藤さんのお仕事から熱く伝わってきたのは、死にゆく人への寄り添い方だったんです。医療者がターミナルの患者さんとどんなかかわりをされるのか、その態度というか姿勢というのは、いわゆる医師と患者という向き合い方とちがっている。患者の日常を医療者であることをわきまえたサポート、という感じなんですね。あらためて〈還りの医療〉ということついて示唆を受けたわけです。そのあたりを、話してみようとおもいます。

3　死んでゆく過程を大切にするということ

いま〈還りの医療〉に熱心に取り組んでいる人はふえてきています。その人たちの活動を目の当たりにしたのは最近のことです。

この七月に甲府で第六回日本ホスピス在宅ケア研究会の全国大会があって、医療関係者を中心に二千人をこえる人たちの集まりがあり、七つ八つの分科会で一〇〇を超える発表がありました。わたしもある分科会にかかわったのですがその熱気に圧倒されました。なかでも驚いたのは、いわゆる専門家の集う学会の居丈高さもなく、へんな言い方になりますが病院の臭いもしなかったことです。これが大会の趣旨なんでしょう、医師や看護婦ら医療者だけでなく、医療ボランティアや患者の家族ら以外にも、関心のある人ならだれでも参加できるオープンな大会だったということです。

　こうした動きは一つには国際保健機関（ＷＨＯ）ががんやエイズ等の末期医療として緩和ケアを推奨し、わが国でも医療保険の適用もできるようになり入院治療とは別に緩和ケア病棟が整いだしたことが大きいとおもいます。もっとも、旧来の病院に末期がん専用の隔離病棟をつくっただけ、死んでゆく人を一ヶ所に集める施設という短絡した受け取り方もあるようです。事実、質の点でも問題もあるようですが、現在厚生省が公認している緩和ケア施設は四二施設で一〇〇〇床、着実に増えつつあります（二〇〇〇年末現在では八一施設、一八九七床）。それにともなって病院施設にこだわらない在宅ホスピスケアの道もみえてきたことがあります。

　ところで、こうした動きの背景を考える際に忘れてならない本があります。七、八年前になりますが、山崎章郎さんの『病院で死ぬということ』（主婦の友社）の衝撃です。山崎さんは今はホスピス医師として活躍されていますが、この本は当時外科医として末期医療の現場に立会ってきた一人の医師として「病院は死ぬところじゃないよ」「亡くなっていく患者さんに対して病院というところはやさしくない、いいところじゃないんです」と正直にいったんですね。病院というところは末期の患者さんやその家族にとってはとにかくつらく過酷なところになっていると。そんな実態を単なる臨床事例として記述し告発するというかたちで述べられたのではありません。

患者と医師と患者家族のおりなす物語として幾つもの事例が語られ、ひろく読まれました。

山崎医師は、その本のなかで胃がんで苦しんでいる患者にさいごまで胃潰瘍だと騙しつづけたり、死ぬのが分かっているのに「大丈夫です。なおりますから頑張りましょう」などと歯の浮くような嘘もいってきたこと。また、臨終間際になると家族を病室から閉め出して、患者の胸のうえにまたがり人工呼吸をしたり蘇生術をくりかえしてきた。だけど、「こんなことをしてももう助からない、ほんとうならこのときこそ患者には家族がそばにいてあげるのがいいのでは」「医師も、こんなとき看取ってあげるときではないか」と自戒をこめて率直に語られていました。山崎さんは「末期の患者さんにとっては、病院ではなく家で死んでいくのが幸せなのではないか」という思いにかられたというのです。そして、やがて山崎ドクターは、末期の患者さんをケアできるホスピス医師になったのです。

もう一冊は二年ほど前に出た、近藤誠さんの『患者よ、がんと闘うな』（文藝春秋社）という本です。

これも、患者やその家族からすると、読めば読むほど暗澹としてしまうゆううつな内容でした。近藤さんの主張は人間は生きていればからだは老化していくんだ。長生きし高齢者になっていけばほとんどの人にがんの可能性がある、要するにがんになるのは老化現象であって避けられないことで、がんの撲滅などは所詮むりなことだというのです。しかも、医療は「老化」に勝ったためしはないとさえいうのですから、がんと闘っている患者さんにとっては何の役にも立たない、なんの救いにもならない、投げ飛ばしたい、焼いてしまいたい本でした。ほんとうに、怒っている患者にあったことがあります。けれども、少し冷静になってみると、この本にはあなたは自分のからだを無防備に医師にあずけていませんかという問いがみえました。その向こうにさらに医者を信じるな、病院を信じるな、人生は結局あなたのものだ、病気のせいにするなという声が突き付けられているようでした。

正直なところ、ひとつも慰めにならない本でした。けれどもそういう衝撃本で教えられることといえば、やはり人はいつかはターミナルライフ、人生には終末期があること。その大切な時期を病院にからだをあずけるだけでいいのか、人はいつか死ぬけれど、死ぬのを病気のせい、治療の失敗のせいにしない生き方があるのではという問い掛けだったとおもいます。そして、死んでゆく過程を大切にしようということ。その過程というのは終末期という〈いのち〉のステージを大切にしようということです。

一方で死ぬときはぽっくり死んでしまいたい、という願望をもっている人はけっこう多い、そんな願掛けのできるお寺が人気になっているとも聞きました。がんなんかで死ぬのではなくて脳卒中とか心筋梗塞などで死にたいと、そんな祈りかたになるのでしょうか。たしかにそれもあります。しかし、へんな言い方になるんですが、がんというのは突然死ぬということがないぶんだけ、人生の終末期というステージを手に入れることができることかもしれません。

ホスピスとか緩和ケアという新しい分野はそんなターミナルライフを支援する施設やプログラムとして登場したというところではないでしょうか。

4　松田道雄の「安楽に死にたい」

ターミナル期ということに関連して意外なお医者さんをおもいだしました。最近亡くなられました『育児百科』(岩波書店) という名著で知られる松田道雄さんです。九〇歳だったんですが、亡くなる前に『安楽に死にたい』(岩波書店) という本をのこされました。その著書の中で、ご自身も医者でありながら、医者のいうことは信用するな、医者はいやだと言うんです。なぜかというと、医者は病気だというと病気の原因とその治療のことだけをいう。けれども、病気をかかえて生きているのはわたしだ。病気をかかえていても自分の人生だから、終末期は自分の意思で生きたい。医者はそれを考えてくれない、聞き入れようとしないと言うのです。

もうすぐ発足する介護保険法等を含めて急に老年期や老人問題が取り沙汰されるようになってきましたが「この問題を考えているのは元気な体力のある者が勝手に思いついており、肝心の老人を外したところですすめられている」と松田さんは批判をされています。老人を直接参加させないで勝手に決めようとしている、と。老いて死ぬという終末期を、かってに老人問題として始末するな、といっているところがあります。松田さんが問題にする基本的人権には「老人」が落ちている、健康なからだ、往きの元気な状態を前提にして考えられている。みんな人生を未来の生き方のように書かれた憲法だと言っているんです。要するに、七〇、八〇歳の人たちの権利というのは全然認められていないという言い方になるんです。権利というときも二〇代の人のそれと還りの人生にある七〇代の人の理念とか生き方とは違うものだ。自分たち高齢者の気持ちや理念が主張できない、それが保証されていないという話なんです。安楽死を認めよ、ではなくて安楽に死にたい、という松田さんの主張はお年寄りの声なき声をひろい集めた表現になっていて面白いとおもいました。たしかにその通りでこれから少子高齢社会をむかえる際のおおきな欠陥のようにおもいます。

ターミナル医療はいかに死んでいくかということを医療の分野で受け入れていくかという段階にきたということでしょう。人生の終わりを、病気の問題に還元しない新しいプログラムを考えようとしていることにあります。ここでホスピスに関心をもつのも、たとえ重度の病にあっても終末期として医療施設の外に〈いのち〉を解放することができる可能性をみているからだといえます。つまり、ぼくらは病人として死ぬのではない、たとえ病気がつらくても人として死ぬ過程をサポートする、その流れのなかにホスピスがあり緩和ケア病棟があるとみています。

ここで医師の参加がなぜ不可欠なのかということになります。それは「痛み」の除去なんです。痛みにはいろいろありますが、とりあえずここでは身体の痛みをとること。私たちは日常それなりに痛みを経験していますが、末期がんの痛みというのは想像できない、とんでもない激痛としてやってくる場合があるといいます。その痛みを解消できる治療技術の獲得は画期的なことでした。それだけで末期の患者にも〈還りのステージ〉を用意できるようになった。まさに革命的なことをなしとげた医師がシシリー・ソンダースなんですね。モルヒネという麻薬です。麻薬といえばすぐに犯罪につながる覚醒剤と一緒にしていますが、ターミナル医療では患者の痛みを解消することで実はヒトとしての自然な感情や思考を恢復させることができるんですね。緩和ケアというのは、まず痛みを取るということ、それがベースになっているんです。

終末期のがん患者さんに信頼されるのはこの痛みを取ってあげること。「痛みをとるのはまかせてください」と在宅ホスピスの内藤いずみ医師はいってみせます。すごいですね。このことばを聞いた患者さんは心強く感じるはずです。痛みが消えると、病も消えて突然、明日のことが考えられるようになる人がいたり、痛みが消えただけでもう治ったと錯覚してしまう人もあるといいます。また、泣いたり怒ったり悲しんだりという自然の感情も恢復して、人生でやりのこしたことが気になり、何かをなし遂げたいという最後の時間を大切にする人もでてくるといいます。

5　E・キューブラー・ロスの見事な分析

人生のターミナル期、重度の病のなかの心理はどうなっているのか、その心のうごきと過程について見事に分析した人がいます。最初にもふれたキューブラー・ロスです。「死にゆく過程の心理的五段階」を理論化した人でご存じの方もいるとおもいますが、わかりやすくしてみますと「あなたはがんです」さらに「死はそう遠くないですよ」と告知されたとき私たちはどんな心理状態になり、その心理的な変化はどうなっていくのか、というものです。それをことばにすると、まず告知を受けると「衝撃・否認」「怒り」「取り引き」「抑鬱」そして「受容」という五段階の流れをたどる、というものです。

あるターミナル医療の研究会でのことでしたが、症例・事例を発表した医師の資料の中に、患者さんが亡くなっていくプロセスのポイントを「受容」ということばで押さえた記録をみたことがあります。わたしは気になったので「受容」って何なんですかと素朴に聞いてみたんです。それは、患者が死を受け入れた、受容した、それで病院から家に帰って在宅ケアを望んで何日後に死んだ、というような書き込みになっているんです。こういうところでも使われている「受容」というのはキューブラー・ロスのいう「受容」を指していることはすぐわかります。

患者の死の臨床に際してそういうふうに使用されているんですから、すでにケア病棟では「受容」ということばは一般化しているにちがいありませんが、ほんとうは軽率には使えることばではないようにおもいます。「受容」とは、キューブラー・ロスが長い間批判にさらされながら格闘して到達した概念です。

E・キュブラー・ロスは、死病、この場合はがんですけれども、末期の患者さん二〇〇人に徹底してインタビューしました。というよりも丹念に患者のいうことを聞いてあげたし、また、あるときはその訊き方も徹底していて、われわれ日本人の習慣からすれば遠慮会釈もない問い方もしています。そうして、死にゆく患者のゆれる心理過程を追っていったのですが、E・キューブラー・ロスはそうした聞き方をしたことについてこんなことをいっています。質問をしたから答えたんではなくて、末期の患者さんというのは話したがるんだと、自分の話を聞いてくれる人を待っているんだと語っています。患者の話す過程に心理過程の本質を見抜いているところがすごいとおもいます。

そしておもしろいのは、本当のことを話したいという相手というのは意外なことに必ずしも家族や身内の人ではないのですね。相手はこの人はきちっと聞いてくれる人だと、つまり患者に選ばれないと話してはくれない、といっていることです。そして、聞いてあげるプロセスの中でキューブラー・ロスが見抜いたのは、死ぬ過程に入ったとき、人はある心理の段階を踏んでいくということです。彼女のデータからいうと、死ぬことを頑固に認めないまま死に至った人は三人だけだったといっています。他の人たちは、死を受け入れていく五つの階梯を踏んでいくといったのです。その過程が「受容」の過程でもあるということなんです。

ロスのいう五段階に異議を申し立てたり、批判している論文はいくつかあるのですが、キューブラー・ロスの本質は、五段階理論という成果だけにあるのではなく、問答のやりとりのなかに表れているとわたしはおもいます。この春（一九九八年四月）に『死ぬ瞬間』（読売新聞社）の新訳が二五年ぶりに出たのですが、ちょっと驚いたことがありました。新しい訳者の説明では旧訳本には諸般の事情で患者との問答等の切り捨て、割愛がかなりあったがそれを完全なものにしたとあります。たしかに旧版と比べてみるとおよそ八〇頁ほど増えている感じです。これを見ても当初は五段階という理論にウエートがいって、患者との問答は理論の裏付け資料程度の理解に留まっていたのではないか、そんなことを感じました。

ロスのいう五段階の流れとしての「否認」「怒り」「取り引き」「抑鬱」「受容」ですが、これには振幅があり、前後したり抜けたり飛んだりしながらも、死への過程としては間違いなく押さえられています。読みながら、ぼくが死ぬときもこういう心理状態をなぞっていくんだろうなあという気がしますが、そのあたりを追ってみます。

E・キューブラー・ロスによると、人は死の問題というのは、いつも他人に起こることであって、自分の問題としては絶対に考えない、これが特徴だと言います。つまり、最初の「否認」というのは、まず俺のことではないというかたちで始まる、否認することから死に向かうのだと見事に語ってみせています。

その次が「怒り」となります。当初は自分のことではない、と思っていたのがだんだんたしかに間違いないというかたちでその事実を認める。病院を変えて確かめたりするわけですが、それは結局それを認めてしまうということなんです。やはり他人ではなくて自分がそうなったんだ。それがわかると、なんであいつじゃなくて俺なんだ、ということになる。この怒りというのは、どうやら死に直面しているのは自分だが自分はまだ生きている、死んでいないという表現としてやってくる。

病院ではこの「怒り」の段階の人を治療します。つまり、がんと闘いましょう、病気と闘いましょうと、怒りの状態で医師とうまく一致したときに、そこで積極的な治療や手術をすることになります。この先どんな治療をやっても不可能だという状態でもとにかくやってみようとする。このときは怒りは大きな力になることはたしかです。そういうふうにして医師と患者が意気投合して、がんと闘うという力にしてみせるわけです。治療効果が大きく治癒していくためには重要な段階でもあります。しかし、この時期に失敗すると「怒り」から、そのまま病院で死ぬというプロセスに入っていくことになりかねません。この段階での医師と患者のコミュニケーションの取り方はすごく重要になってくるはずです。

「怒り」の段階を過ぎると、三番目が「取り引き」です。口にしていってみると、死ぬことと相殺できるものを思いついてしまう、「これこれができたら…」と神頼みをするといったこともこの段階だといっています。いいかえれば、いよいよ死は避けられないという事実に対しての生への心理的な取り引きとしてあらわれるわけです。これはすごく重要なことで、ここで初めて自身と対話していくことになります。まだ死ねない、やり残したことがいろいろあるとか、あの人にまだ会いたいとか…。それを気持ちのなかで押し殺すということは、いっそう死ねない状態にしてしまう。

その後は「抑欝」。もう死と隣り合わせになってしまう、死を見てしまう段階です。過去に失ったものとか家族のこととかいろいろなことで、すっかり元気がなくなっていく。

そういう経過をへて「受容」ということになる。受容というのは、医師の側から見ると本人はぼーっとした状態なんですが、患者の側でいうともう生きていることに頑張れないというのでしょうか、身内のものに対しても「もういいよ、俺は逝ってしまうから我慢しないで俺の前で泣いていいよ」という、そういう枯れた段階なんだともいっています。その流れを人は通っていくと。キューブラー・ロスはそれを「死への五段階」といっているわけです。

『死ぬ瞬間』のポイントを話すと以上のようなことかとおもうんですが、ターミナルケアはその過程の支援にあたる態勢を築こうとしていることになります。医師はそこで思わず患者さんの状態は「怒り」の段階だ、という認め方になってしまう。さきほどの「受容」という判子を押す発想もそこから出たんだとおもいますが、そこを短絡してしまうとやはり違うぞということになりますね。

今、緩和医療の側では、まず患者の痛みを取る、ペイン・コントロールを前提として、スピリチュアルケア、社会的なケアや家族のケアも含めてとらえなおしがはじまっていると聞いていますが、ぼくが理解するかぎりでE・キューブラー・ロスを援用するにはもうひとつ私たちの中にある自然的感情の〝五段階〟といってもいい視点を差し挟んでみることが必要な気がします。

6　死に向って生きるプロセス

キューブラー・ロスは、『死ぬ瞬間』を発表した後に、ワークショップという独特な体験学習のやり方で毎年、二万人に会いました。つまり、一年に二万人の人をケアし癒したということになると思うんですけれども、その実践のなかに彼女なりのホスピスケアのあり方が示されていたとおもいます。

ロスの著作は日本ではほとんど翻訳されていますが、彼女の思想をホスピスケアという場所にうつしかえて考えると、死にゆく人の心理過程には人間ならだれもが持っている感情の起伏が力になるのだといっているようにおもいます。その感情を彼女は五つの自然な感情といっています。自然感情というのは、人間が自分の人生を全うするのに欠かせない感情のことです。それは「恐怖」であり「怒り」であり「悲哀・悲嘆」であり「嫉妬」であり、そして「愛」だというのです。

この中の一つでも欠ければ、人間としての大きな何かを失ってしまうんだと言っていると思います。

死に向かって生きるというプロセスにはこの五つの自然的感情の果たす役割は大きい。

まず「恐怖」についてロスは人間が持つ自然的恐怖には落下していく恐怖と音に対する恐怖があって、それ以外の恐怖はみんな人為的なもので人を暗やみに落とす仕打ちのようなものだといいます。

二つ目の「怒り」ですが、これは自然な感情であって押し殺す性質のものではない。ロスにいわせると子どもの怒りは十五秒を超えないというのです。十五秒を超えてしまう怒りにしてしまうと、自身が傷つき、また怒りをずっと抱え込んでしまうというようなことになるといっています。つまり、ここでキューブラー・ロスは自然的な感情を押し殺してはいけない、肯定しよう、そして解放しなさい、吐き出せばいいんだというように語っています。

三つ目は「悲哀・悲嘆」です。人生には小さな死がいっぱいあって、そういうものに対応する自然の感情として人間は悲哀という経験をしてしまう。だから人間は無数の死をはじめ悲しみの体験を力にして生きていけるんだということです。もうひとつの「嫉妬」。これは刺激剤としてすごく重要だし、好奇心を高めるので子どもの成長にも欠かせない感情なんだといっています。

子どもの時代にこの感情を罪悪視するのはよくないといっていいます。関連していいますと、子どもの頃の甘えるという感情もまた自然な感情で大切で、甘えることを経験しなかった女の子はいずれ大人になったら娼婦になるという言い方もしていますね。

五つ目は「愛」です。こういう言葉はやっぱり美しいですね。自然的感情としての愛、これは人間にしかできない行為だということです。その行為といえば赤ん坊を育てるときの愛情表現と重なります。「抱いてあげる」ということだけです。抱きしめ愛撫するといった肉体的親密さと安心感、それが愛の本質だということです。私たちが人間であることはこれらの感情を〈いのち〉と同じように大切なものとして受け入れること。E・キューブラー・ロスのワークショップというのは、ほかならぬその感情を剥き出しにする、感情をとことん解放することの試みだったようです。

この五つの感情というのは、誕生から幼児期に出合う自然の感情です。彼女は『死ぬ瞬間』のなかで「受容」について、患者が受容するときには自分の乳幼児期のような、つまり何も求めないけれど、同時に欲するもの全てが与えられたあの時期の自己が全てであるような「原始的なナルシシズムのような時期」に似たかたちで受容するんだと言っています。そういう認識でいくと、死の五段階に対応する人の姿はこの自然の五つの感情の解放過程にあるということです。

ここからはぼくの見解になりますが、言ってみたいとおもいます。

E・キューブラー・ロスの五段階に対応させてこの自然的な五つの感情を並べてみると、第一段階の「否認」とか孤立に対応する感情は「恐怖」にあることになります。第二段階「怒り」は「怒り」そのもので、第三段階の「取り引き」には「嫉妬」の感情が、そして第四段階の「抑鬱」には「悲嘆・悲哀」、第五段階の「受容」こそ「愛」の表現になるのではないでしょうか。つまり、抱きしめるという、誕生して最初の庇護のかたちにむかうということになるのではないか、そんなおもいがします。

キューブラー・ロスの思想をホスピスケアの臨床に据えていいとおもうのはこういうところにあるのではないでしょうか。

補足しておきますとE・キューブラー・ロスは「死ぬ人の心理過程」にふれて大切なことを言っています。それは「希望」です。死んでゆく人が五つの過程を踏むときにも、それなりの希望をもっている。希望はずっとあり、その段階に応じた希望を手にするといっています。ですから、ターミナルケアのあり方のなかでは、患者の「希望」の感情を見抜き肯定してあげる行為がなくてはとおもいます。ここでは触れないでおきますが、その「希望」についてはロスはさらに「死後の世界」「死後の真実」にまで持っていく独特な考えも語っています。

7　ターミナル期という〈いのち〉のステージ

ここで〈還りのいのち〉のステージ、ターミナルライフをどこで迎えるのかといった考えが、ホスピスの理念のなかにある〈ホーム〉という視点だとおもいます。いま私たちが目の前にしているホスピスは医療施設、病棟に入院する患者の迎え入れ方と変化がないようにおもわれます。けれども、ホスピスの原型は家・家庭つまり〈ホーム〉だという認識が大切です。シシリー・ソンダースがターミナルケアとしての近代ホスピスの誕生の力になったのは彼女が最初に学んだアイルランドのホスピスでしたが、それは看取りの家〈ホーム〉なんです。近代ホスピスといえばシシリー・ソンダース、シシリー・ソンダースといえば末期患者の痛みをとるペイン・コントロールというふうに理解しがちですが、死にゆく人を看取る〈ホーム〉、ホスピスの原型が抜け落ちてしまっているんです。

その意味では、むしろ老人ホームのケアと重ねて描いてみるべきかもしれません。入居者を支援するのは医療者というよりも、患者さんの日常生活を助けるいろんな人たちが集まって支える、というぐあいです。ホスピスはいまのところ医療施設にとどまっていますが、ほんとうはホスピスに入るときは「ようこそ」と歓迎される場所にならないとだめなようにおもいます。

『幼児期と社会』（みすず書房）で有名な社会心理学者のE・H・エリクソンはライフサイクルにとてもこだわった人で、最後には老年期という概念を出して九二歳で死んでいったのです。老年期といえば、いかにも、当然のようにあるべき人生の一時期だと考えてしまいますが、これまではたんなる机上で統計的に引き出した年齢層を規定してきただけだとおもいます。エリクソンは幼年期、児童初期、遊戯期、学童期等と続き、八番目として老年期を置いていますが、そこには人生の生きがい、アイデンティティの危機をいつも念頭にしていた人らしく、自らが九二歳まで生きてきた体験を世代の背丈にした考え方だということです。若い人たちが見上げるように想定したライフステージではなくて自分自身が歩んできた年齢に則して提出したものだということが大きいとおもいます。

ライフサイクルの規定はいろいろあります。ライフコースという社会学者もいます。世代を統計的に区分けして「老年期」という場合もあります。しかし、少子高齢社会にあっては松田道雄さんの主張もそうですが、人生の途上にある往きの視点からではない、老年になった当事者の示す人生の還り、〈還りのいのち〉の視座には説得力があります。エリクソンも『ライフサイクル、その完結』（みすず書房）として老年期をそのステージとして描いています。さらにエリクソンは「死に向かって成長する段階」というのがあるのではないかという言い方を残しているのです。

それは、ターミナル期という〈いのち〉のステージを指しているのでしょうか。私たちはいま、そのターミナル期を臓器移植に象徴される〈往きの医療〉の成立と、ホスピスケアにみられる新たな視点からの〈還りの医療〉の誕生の両方から導きだされたステージのように見ていますが、どうでしょうか。

生き急がない、死に急がない

ターミナルライフの発見

はじめに

宮古島にははじめてやってきました。今夜はたくさんの方にお集まりいただき、うれしくおもいます。

空から見渡した宮古島は、フラットで美しいモダンな島嶼都市という感じに見えました。二〇年ほど前になりますが、当時ちょっと民家のことを調べて書いたりしていました。そのとき一冊の本を通して、一度だけ宮古島のことを思い描いたことがありました。それは野村孝文という人の『南西諸島の民家』という八重山、先島群島から沖縄の民家を収集して解説した古い本だったのです。日本の民家の始まりの型としては一般に竪穴住居というのが有名ですね。これは北方系の民家のスタイルであって、もうひとつ南島系の民家の祖先があることをおしえられました。トーグラと呼ばれるカマドを置いただけの炊事棟、竈屋（カマヤ）とその東側に床だけの小さな家屋がならんで対のかたちになっているタイプの民家についてでした。日本で現存する民家の系列はこの北と南の型が奈良時代に合体してできたものだ、といわれています。その南島系を代表する別棟住居の原型の一例として紹介されていたのが宮古島の民家だったんです。そのとき、行ってみたいなあ、とおもったことがあります。でも、今回はすっかりイメージがちがいました。出かける前に、知人に宮古島に行くんだと話しましたら、行くんだったら必ずやってこいといわれたのが実はスキューバダイビングでした。宮古島で潜ったというだけでみんなに自慢できるよ、といわれました。というわけで、はじめてのことでしたが、手取り足取りで教わりながらぶじに今朝沖合の岩場からきれいな海底にもぐってきました。

前置きはそんなところにします。さて、今日の演題は「幸せに死ぬということ」ということになっていますが、最近の先端医療の動きや末期の患者を対象とした医療のありかたも紹介しながら〈いのち〉についてお話ができたらとおもっています。

1 ドナーカード（臓器提供意志表示カード）が強いてくるもの

まず、「幸せに死ぬこと」っていったい何だと驚かれると思います。死ぬことがどうして幸せなんだ、といいたいところです。わたしはいま五七歳ですが、今日お出でくださった方にはご年配の方が多いようですね。誰だって死ぬということは嬉しいことではないでしょう。ただ「幸せに死ぬ」といえる生き方はできないだろうか、そんなことをこの数年、考えてきました。

われわれくらいの年代ですと、老親を介護したり看取ったりということもあり「死」は身近なことになっていますが、子どもの頃から身辺で見てきた「死」への向かい方と最近の事態は様相がちがうという印象があります。一言でいえば、いま日本では七割の人が病院で死んでいるということです。家で死ぬのではなく病院で死ぬというのが今日的な「死」の受け入れ方になっていることです。このことはもうひとつ、誕生も病院で迎えるということと連動しているとおもいます。病院で生まれて病院で死ぬ、その過程に人の営みがある、人生があるというのが、私たちの〈いのち〉の扱いになっているということだろうとおもいます。長寿高齢社会はこうした病院、医療の発達とは切りはなせないことはまちがいないところです。いいかえますと、医療の発達が「死」の概念をかえてしまったともいえます。わたしが「幸せに死ぬということ」とつぶやいてみたのもそのあたりにあります。

身近なところからそんな「死」について考えてみたいとおもいます。二年前（一九九七年）に施行された脳死・臓器移植法ですが、当初はすぐにも臓器提供者が出るのではないかといわれていたのですが、実際に脳死による移植手術が行われたのはこの冬（一九九九年）のことで、その後は四例が続きました。待望のという感じでマスコミも大きくとりあげました。私も新聞のインタビュー（「産経新聞」三月一〇日、一一日）とか、雑誌に書いたり（『正論』八月号「脳死、臓器移植と生命論―〈死（いのち）〉の時代の医療をめぐって」）しました。みなさんはどんな感想をお持ちになったでしょうか。

わたしが、そこで何をいったかといいますと、脳死・臓器移植論議によく見られた賛成か反対かという態度ではなかったんです。率直にいって、これで〈いのち〉のステージが変わったという感想でした。実際に行われてみると、これまで論議されたような脳死は人の死かというところを超えたというのでしょうか、そういう〈いのち〉のありかたもあるんだ、死も〈いのち〉なんだという受けとめ方をしました。脳死による心臓移植という事態を受け入れるにはそういう理解の深さが必要になった、さしあたりそれだけ言えればいい、ということでした。正直いって今でもこの程度しかいえない、ということです。

新聞の社会面などに病死とか事故死の記事とおなじような扱い方で、脳死や心臓移植といった文字が飛び交っていることは、これまでなら考えられないことでした。心臓の移植？　と考えるとさらに単なる臓器移植ではない、〈いのち〉そのものの移植という事態です。「死」は単なる死ではなくて〈いのち〉なんだという思いがけない発見をしたというのが脳死臓器移植の時代ということになります。くりかえしになりますが〈いのち〉というのは生と死を両方含む深い領域なんだということを今回の実施であらためて教えられたわけです。そしてもう一つ、先端医療は延命とはちがって〈いのち〉を選択肢のひとつとしても用意できるということを示したということなるとおもいます。

「死」というのはこれまで誰が見ても分かる、納得がいく、了解できることでした。瞳孔が開く、心臓が止まる、息をしない、この三つを確かめることで、誰もが「亡くなった」と認めることができたのです。ところが、今度あらたに死には心臓死のほかに脳死がある、ということになったんです。しかも脳死と心臓停止には時間差があることに着目したわけです。臓器移植法はこの脳死を死の始まりの段階として認知した、死を前倒しして人の死とすることにしました。そのためにはどうしても高度な医療技術と医療施設と専門の医師の判定が必要になる、よくいわれるように密室でのことになります。家族には「死」の段階に入ったことだけが報告されることになるわけです。しかも、この脳死による「死」の判定は人の命を救うために認知された「死」だということです。

ややこしいのですが、法律では死者からしか臓器（心臓）の提供を認めていません。その規定を踏まえて脳死をまず個体の死であり人の死とすることにしたのです。とにかくかつて一度も疑ったことのない死という概念が、このように変わってしまった。

ここまでの話からもお分かりのことと思いますが、臓器移植についてもみなさんにはそれぞれの選択肢があるということです。自分は臓器移植なんてしないし臓器の提供もしないという人、また、そういう事態になったら臓器移植を受けたい、そして自分が死ぬときは役立つなら臓器を提供してもいい、という具合にです。

今日、ドナーカードを持ってきました。これは、正式には「臓器提供意思表示カード」といいます。皆さん、まだご覧になったことがないとのことでしたが、お勧めするためにお見せするというのでもありません。実際、このカードは脳死になったら臓器を提供しますよ、というカードでもないんです。

カードの裏にはどういうことが書いてあるかというと、全編にわたって○で囲みなさいと書いてあるんです。どういうことかというと、自分が死んだときに臓器を提供したいかしたくないか。これを持っているとみんな臓器提供に同意していると思ってしまうようですが、ここにはちゃんと、「(臓器の提供は) しない」という項目があるんです。だけど、みんなそういうことを知らないから、このカードは持ちたくないという人もいるようです。具体的に読んでみますと「私は脳死の判定に従い、脳死の後、移植のために○で囲んだ臓器を提供します」とあるんです。○で囲むということなんです。もうひとつは、「心臓が停止した後に」という項目があります。ですから、臓器を提供する場合にも、脳死の段階で提供する場合と、心臓が停止した段階で提供する場合とで提供できる臓器はちがっています。脳死の段階で提供できる臓器は、心臓と肝臓しかありません。これは脳死判定後、四時間とか四八時間以内に移植しなければいけない、それくらい緊迫した時間でやらないと使えなくなってしまう。

私たちの常識ですと、死というと心臓死でした。死ぬということは心臓が止まることだったのに、その前に脳死というのがあることになった。脳死はどういう場合に起こるかというと、交通事故とか脳卒中とかいう突発的な死に遭遇した場合のことです。この脳死という段階はよもや蘇生しない、生き返ることはなく後は心臓が停止する一刻がのこされている、そんな段階だと規定されています。一方で植物状態という言い方がありますが、これは脳死とは違います。植物状態のときは脳幹（脳の中心となる部分）は生きています。この脳幹の部分が死ぬのが脳死というようですが、こういうことがわかるようになったのは、ひとえに医療科学の発達があったからです。へんな言い方になりますが、命の終わりに時間差があることが分かってきた。そんなことが、私たちの生き方、生死の倫理観をゆさぶっているわけです。

脳死の段階では、心臓とか肺とか腎臓とか肝臓とか全部提供できてしまう。ドナーカードはそういう提供したい臓器に○をつけなさいとあるんです。そして、生年月日と本人と家族の自筆のサインを必要としますが、もうひとつ本人の意思だけではなく家族の同意がなければ臓器は提供できないことになっています。本人の意思だけではだめなんです。これがわが国で脳死臓器移植を合法化した際の特徴のひとつになっています。

たとえば、交通事故にあい、救命救急センターで脳死と判定された場合、「提供する」というドナーカードを持っている人なら、直ちに臓器提供の態勢に入ります。しかし脳死を判定できる医療機関は非常に限られていて、いまのところ三〇〇施設程度なんです。ここ宮古島には指定施設があるかどうかわかりませんが。ただ、このカードの出現によって、思いがけないことがおきることになってきたんです。

たとえばある日、東京とか那覇にいる息子さん、連れ合いとか身近な人が脳死状態になったとします。そうすると、病院から連絡が入る。息子さんはドナーカードを携帯しており、臓器提供の意思がある。ご家族として同意しますか、という緊急かつ緊迫した場面を家族としてむかえることになります。このようにドナーカードが世の中に出現したということは、個人の意思の問題だけではない、家族の問題にもなってくるということです。

実際、ドナーカードをもっている人の脳死だけが人の死となり、臓器提供をすることができますが、ドナーカードを持っていても指定された医療施設で脳死の判定がなければ臓器の提供はできない。ですから、ドナーカードを持たないことはたしかな意思表示になります。しかし、家族の中に臓器提供の意志表示カードをもつ人が脳死状態になった場合には、本人の意思とは別に家族として同意できるかという問題に直面することになるんです。以前なら考えられないことですが、〈いのち〉について、つまり、どんな死に方を受け入れるかを家族間でよく話し合っておく必要もでてきたのです。

わたしは定期的に看護婦のゼミに参加したりして、医療者の現場をかいま見る機会があるんですが、こんなことがありました。臓器提供の指定病院の救命センターに脳死者がでたのです。本人はドナーカードを所持しており、家族も本人の意思を尊重して提供に同意していることが確認されました。すぐに移植コーディネーターに連絡して緊急態勢をとりました。ところがコーディネーターの判断はノー、臓器の提供はできないというものでした。なぜかというと、脳死の場合、救命救急センターに運び込まれ救命治療措置をほどこした後に脳死状態にならなければ、移植の対象にはならないということでした。この患者さんは、運び込まれた段階ですでに脳死状態だったそうです。そのため、センターでは救命の措置をしていませんでした。救命治療を続けた後に脳死になったという、そういう過程がなければ臓器提供者にはなれないんですね。なるほど、とおもいました。

このように現代医療は「死」を自在にコントロールしてしまう段階になってきたわけです。わたしはそこで「死」に「いのち」とルビをふって読み替えています。

2 「往きの医療」と「還りの医療」

往きの医療について

医療の向かい方が根本的に変わったということだと思います。

マスコミがよく使うことばに先端医療というのがあります。これは、臓器移植とか生殖医療や遺伝子治療、さらにはクローン牛などが登場している高度な先端技術が拓いた世界を指しています。これまで病気といえば単純に病院治療のことだったのですが、先端医療というのはもはや〝病気〟を相手にしていないで、その先をいっている。臓器移植ができる、心臓移植が可能になったということからわかることなんですが、生命操作が可能になった段階の医療形態を用意したということです。病ではなく〈いのち〉を俎上にしている、そういう医療のありかたを指しています。

〈いのち〉の時代に入った段階、そこに登場したのが先端医療だとしますと、そこには方向がちがう二つの医療形態が見えてきたんです。一つは臓器移植に代表される医療で、どこまでも延命をめざす。「死」を「生」にしてしまう、〈いのち〉の拡張をとことんまでやっていこうという医療技術の発達がひらいた分野で、それをわたしは〈往きの医療〉と呼んでいます。それに応えようとする〈いのち〉のありかたが〈往きのいのち〉ということになります。

その一方で、平均寿命が八〇歳を超えるという高齢社会に突入しました。みなさん長生きできるようになったのですが、それだけに老年期が問題になりました。自分自身の老い方もそうですが、老人介護やターミナル期も人生の一部にくりいれる段階になってきました。それに対処する医療もまた、人生の終末期、死ぬという過程を対象としたありかたや、ナーシング・ホーム、介護施設、緩和ケアとかホスピスなどの末期医療も自立した道を歩んでいます。この領域を〈還りの医療〉と呼び、それにこたえる〈いのち〉のステージを〈還りのいのち〉と呼んでいます。このように、病に対応してきた医療のありかたに対してあらたに〈いのち〉の往きのステージと還りのステージに対応した医療が登場したというように理解したいわけです。そして、このふたつは西欧においては一九六〇年代後半に登場していますが、わが国ではいまやっとそういう段階に入ったといえます。

往きと還りという視点については、なんとなくわかっていただけるかなとおもうんですけど、人生にも往路と帰路、往きと還りがあるという言い方ができるでしょう。「二五歳はお肌の曲がり角」という化粧品のコマーシャルがありましたが、肌の老化のことなんですが、要するに二五歳から肌は還り道になっているんですよ、ということでしょう。マラソンコースでいえば折り返し点が還りということになります。サラリーマンでしたら定年が折り返し点といえます。少し前までだったらその後は〝老後〟という余生のように考えたのでしょうが、とんでもありません。そこからの時間はたっぷりある。そこからは、しっかりと〈還りの人生〉があるんだということになります。

そうしますと、これまでの人生観は、どう生きるかという〈往き〉だけが人生であるかのような問い方でした。いかに生きるか、いかに幸せになるかだけでした。しかし、高齢社会での人生には〈還り〉もあるということが判ったということでしょう。山にのぼるだけが生き方ではないよ、下り方もあるだろうとか、のぼらないで、すそ野や稜線を歩くルートだってありそうです。そうだとしたらどんな死に方をするか、つまり「幸せに死ぬということ」も〈還り〉の生き方の主題になっていいのではないか、そんな気がしています。

「還りの医療」について

さて、還りの医療の代表といえばホスピスがあります。緩和ケアとも呼ばれたりしていますが、主に末期がん患者を支える医療形態として出現してきました。わたしの表現でいえば〈還りのいのち〉のステージを支援する形態ということになりますが、まだまだ一般にひろく浸透しているとはいいがたい。そういう意味でいえば、このあり方は新しいものなんです。医療の従来の立場からすると異端視されるところがあります。

医師というのは、患者のいのちを救うのが仕事で、看取るなんてことは医師の本道に反するというわけです。この言い方はたしかにだれにも文句がいえない間違っていない、正しく美しいことばなんです。実際「死」というのは、医者の本分である治療行為からみたら敗北です。それだけに死んでいく人に医師が手をかけてはいけないことという感覚があるんです。

しかし、いまや〈いのち〉には往きと還りのステージがある。これまでの医療はがんばって生きる〈往きのいのち〉のステージだけを念頭においてきた。ですから、治療法がないとなった段階で、いそいで患者を見放してきたのも医師だったわけです。〈還りの医療〉はそこから始まっているわけです。

ホスピスというのはまちがいなく看取りに医療者が参加した形態の代表です。死んでゆく人に寄り添っていく医療のありかたです。死んでゆく人に医師は何ができるのか、そんな問い方から「看取り」をはじめて医療の課題として誕生したのがホスピスだといえるわけです。それは末期の患者の痛みや苦しみをどう取り除き、看取るかということになりますが、それを実現して、世界に普及させたのはシシリー・ソンダースという女医さん。いまから三〇年ほど前の一九六七年にロンドン郊外に誕生した聖クリストファー・ホスピスでした。

日本では一九八一年に大阪や静岡の病院がホスピスをつくったのが最初だといわれていますが、緩和ケア病棟というかたちで普及することになったのは一九九〇年。今年の六月段階で厚生省が緩和ケア病棟として認可しているのは六〇施設くらいで、ひとつの病棟でだいたい一〇床から二〇床、ベッド数も合わせてまだ一〇〇〇床程度。そこで亡くなる人の平均在院日数は三〇日前後といわれています。

ところでもうひとつ、〈還りの医療〉の大切な視点とつながる著作があります。山崎章郎という人の『病院で死ぬということ』。これも実は一九九〇年に出版されてたいへん読まれた本です。この本は一言でいえば、手術を専門とする外科医の経験から、病院では死んではいけない、病院は死ぬところではないことが力説されていました。

外科医の反省として、延命治療を精一杯やってもなおらないことがある。〈往きの医療〉のあり方では、〈還りのいのち〉にはうまく対応できない。亡くなっていく患者をうまくサポートできないという告白であり告発でした。そんなときは、人生の最後を家で迎えるということもできますよ、その選択は患者さんの生き方で決めていいですよ、と語られていたんです。痛みや苦しみを最小限におさえた〈還りのいのち〉のステージを全うすることができますよ、というメッセージがこの本にはこめられていました。

これまで、病院治療といえば、それこそ〈往きのいのち〉の延命治療だけで、病院で死ぬのもいとわない、そのことには触れないですませていたのですから、山崎医師の主張は当時の医療のあり方からしては大胆不敵な発言だったはずです。そういう意味からすると一九九〇年は〈還りのいのち〉元年といっていいかもしれません。

3 〈還りのいのち〉を考える

先端医療ということで〈往きの医療〉と〈還りの医療〉という話をしましたが、先端医療のなかで、センセーショナルな〈いのち〉のステージという点では臓器移植等ができるようになったということですが、わたくしはむしろ死にゆく人への医療のありかたが問題にされるようになったことの方が医学にとっては革命的なことではないか、そんな気がします。この問題は、脳死・臓器移植の段階を想定してもいえることで、延命機会を待っている人も実は〈還りのいのち〉のステージにあるわけですから。そこで、これからターミナルライフという〈いのち〉のステージを考えてみたいと思います。

〈還りのいのち〉ということでいえば、医療の発達はまちがいなく平均寿命を引き上げました。

それだけに延命の期待が大きくなっています。けれども、これまでのように人生の帰路は〃老後〃をゆるさなくなりました。それだけに〈往き〉以上に〈還り〉のステージ、ターミナル期のウエートが大きくなったといっていいとおもいます。

ところで、死因の三大病といわれるものがあります。がんと心筋梗塞と脳卒中です。高齢者で亡くなる人の七割の死因がこれです。なかでも、がん死といえば四人に一人という高い数字になっています。ここでみなさんにお聞きしたいとおもいます。仮に死因を選択できるとして、この三つのうちどれで死にたいとお考えですか？

（会場は挙手で応答。およそ一〇〇人超のうち、がん死を希望した人は三名）

こんな質問のしかたは少しおかしいですが、ときどき、半分冗談でアンケートをとらせていただいていますが、傾向があることがわかりました。今日もその型が見えていますが心筋梗塞を選ぶ人がいつも一番。次が脳卒中です。がんを希望する人は実はほとんどいないんです。人気がない（笑い）。

でも今日は三名の方がはっきり挙手されましたが、なぜですか？

「現代のがん治療は痛みを取り除いてくれるでしょ」（会場から返事）

なるほど。医療者の方、看護婦さん？　なかなか考えてらっしゃる。また、きっと親族の方など身近なところで末期がんの人で穏やかな看取りの経験をされたかもしれませんね。

実は在宅ホスピスを提唱して実践している内藤いづみという女医さんが、講演でよくこの質問をされているんですが、内藤先生が看護婦さんを相手に同じ質問をした。すると全員が「いやだ」という答えだったというのです。それは看護婦という仕事を通じて、いいがん死を見てきていないからだというのです。どういうことか。がんの痛みのつらさしか見ていない、がん患者に対する緩和ケアを学び経験していないからだというのが内藤いづみさんの意見でした。いま、皆さんの「がん死はいやだ」という意見もたぶん同じ理由でしょう。いいかえると、それだけ、医療の現場ではがん治療、がん患者のケアがうまくいっていない。私たちの身辺でもつらいものしか見てきていないということなんでしょう。わたしもそうなんです。けれども最近は緩和ケアもできるようになってきた。何よりも痛みをとる、ペイン・コントロールが出来るようになったからなんですね。

それで、いつも死因で人気が高いのが心筋梗塞と脳卒中なんですが、それもなんとなくわかります。とにかく死は恐いです。できたら、考える前にポックリ逝ってしまいたいんですよね。じっさい、がんという字は「癌」です。だけども新聞などでは「がん」と最近はひらがなになっています。近藤誠さんの本も『患者よ、がんと闘うな』となっています。わたしも以前原稿では「癌」

とか「ガン」と書いていたのですが掲載時には「がん」とひらがなに置きかえられて載っています。どうやら「癌」「ガン」というのは活字メディアも避けている、「がん」になっている、癌は死と恐怖を象徴するものであるわけです。

死は平等であるといいます。死亡率でいえば一〇〇％、どうせ死ぬんですから、死因に差別や優劣があるはずはありません。そうすると〈還りの医療〉はそこで何をするかというと、さきほどの話でいえば「病院で死なない」という〈いのちのステージ〉を支えることになります。「家で、家族の暮らしのなかで死をむかえたい」というターミナル期の患者の日常生活をたすける、そういう医療のあり方になります。がんの緩和ケアはその代表的な形態となるわけです。

もう一歩ふみ込んでいいますと、心筋梗塞や脳卒中は一瞬のうちに恐怖を体験するまえに死んでいける、というような願望であるのに対して、がん死は〈還りのいのち〉というターミナル期とはいえ〈いのち〉のステージを残してくれる。仮にがんの告知を受けても即死ということにはなりません。残された時間を自身のものにできる、そういう最期のステージを手にいれることができるともいえるわけです。

ターミナル期について

がんという病は老化した身体には避けられないものだ、といわれています。また、長寿になればなるほどがんになる率は高くなるといわれています。そのことからいえば〈がん告知〉は、どこかで〈還りのいのち〉のステージに入ったという認識がいるようにおもいます。

ところが、日本ではがん告知というのは医療現場ではケース・バイ・ケースといったあいまいな言い方でどちらかといえば告知は避ける方向で一般化されています。これまでの医師のあり方では、がん告知は「死」の告知につながることから、患者に衝撃を与えないようにすることが最優先になっています。これは身近な体験からもわかることです。本来なら、まず患者に伝えるべきことが患者の家族等に伝えられる。患者の〈還りのいのち〉、極端にいえば人生の最期のステージが本人ではなく他人の手にゆだねられるということになってしまっています。

最近、インフォームド・コンセントという言葉を耳にされたことがあるとおもいます。一般には「詳しい説明による同意」といわれます。どういうことかといえば、検査や診察の結果を患者に対して医師はわかりやすく説明し、治療方法についてのべる。それにも選択肢を用意し、手術をするかしないかなどですね。そうして患者本人の同意をえて治療に入る、そういう関係にしようということなんです。

これまでの習慣からいえば、病気に対する処方箋はお医者さんが最善最良の治療法を決定してくれる、それを天の声のように聞いてしたがうというところがありました。インフォームド・コンセントというのは、そこでまず事実を伝える、告知するということからになります。以前とちがって医療情報は私たちの生活に浸透しています。ここで病人としてターミナルライフを受けとめるか、人間として最後のステージとして受け入れるか、そんな場面をつくりだしていくところだとおもいます。

最近は、「がんとの共生」といった表現をみることがあります。これなどは〈還りのいのち〉のありかたをよく示したものだといえますが、これも私たちの考え方にはなかったものです。なぜ、そんな考えができていないか、ちょっと事例をあげてみたいのですが、「私はがんです」「あなたはがんです」ということをアメリカ人は I have cancer. You have cancer. といいます。「私はがんを持っている」、所有しているというニュアンスの言い方ですね。日本でも厚生省などの統計資料等も、がんは悪性新生物となっています。がんのことを「新しい生き物」と書いているんです。つまり、がんは病気ではない、もう一つの生き物を体内に抱え込んでいるという考え方なんです。

ところが日本だと、「私はがんです」というのは I am cancer. You are cancer. という理解になっているといいます。まるで「わたしはがんそのもの」。がんイコールわたし（患者）、だから癌＝死という認識につながっていくわけです。がんを抱えながらも共生していける人生があるという考え方は日本では馴染めない。アメリカと日本ではこれだけの違いになっています。つまり、がんへの対処のしかたが違っているのです。

がんに対する英語的な理解になれば、がん患者といえどもターミナルライフ、残された還りのステージが与えられたと考えることができるんです。ところが、日本的な表現になってくると患者には〈死〉を待つだけのステージになってしまいます。ターミナル医療を受けたい、あるいは死にゆく人へのケアを、というところでの認識の違いはいまのところ大きいとおもいます。

このことは、がんの痛みを取るというターミナルケアのあり方にも根本的な違いになって現れているとおもいます。身体的な痛みを取り除くというペイン・コントロールの要は麻薬モルヒネの投与ですが、これまで一般に伝わっていた常識というのでは、モルヒネをつかうことは苦しまずに死を迎える最後の手段のように受け取られていたのです。数年前、医師向けの疼痛ケア入門書を読む機会があったのですが、その考えはまちがいなんだということを知りました。モルヒネの投与はつらい痛みを消すことによって心身の活力が恢復できるという視点からなされていることです。つまり、がんの痛みをとるのが目的であって身体を傷めつけることではないわけです。それが日本の場合だと末期がんの痛みをとることは死との引換えになる、最後の手段というふうに見做されているだけのようにおもいます。

そこで思い出したことがあります。数年前に京都の京北病院であった安楽死事件がありましたね。末期がんの患者さんが「らくにしてください」といった。家族も「らくにしてあげて」といった。そこで死にいたる手続きとして筋弛緩剤を投与したということでした。「らくにして」というときの「らく」はわが国では、いのちを絶つことで楽になりたいというニュアンスがあります。この「らくにしてください」を「痛みをとってほしい」という訴えとして受取り、その治療が全うされていれば、あるいは安楽死という考え方は避けられたかもしれません。I am cancer.とかYou are cancer.という日本のがん患者への認識ではどうしても、がん＝患者＝痛みが区別しきれないで一つに括られてしまった悲劇だったのではという思いがします。

わたしの読んだ本でははっきりとモルヒネ投与については「痛みを殺す」という言い方をしていました。「痛み＝患者」を殺すのではないことと、何よりもモルヒネは痛みをとることだけに使用するものだとあります。実際に、痛みをとる技術はたいへんすすんできたといわれます。痛みを緩和することだけで、仕事に従事できている人や人生最後の旅なんかにもでかけている人は現在たくさんいます。とりあえず、痛みをとることができれば、〈還りのいのち〉を全うするステージに立つ人の姿がイメージしていただけるのではないかとおもいますが、どうでしょうか。

ホスピス医師の内藤いづみさんは「痛みをとりのぞくのは私にまかせてください。専門家ですから」と堂々と患者さんにいっています。患者にとってこんな心強いことばはありませんね。こんな、痛みを取り除くプロの医師がどんどんふえてほしいとおもいます。

江藤淳『妻と私』について

ターミナルライフという観点から、あと一つ二つお話をしてみたいことがあります。

ひとつは告知についてです。先頃、江藤淳という文芸評論家が亡くなりました。奥さんががんで亡くなられた、その後追いのかたちでした。それは衝撃的な自裁でしたが、遺書もきっちりと残された。また、亡くなる前に江藤さんは文学者らしく『妻と私』(文藝春秋)という手記を書かれベストセラーになりました。この本は、医師から奥さんが末期の脳腫瘍段階だと告げられたところから書かれていますが、当人には「告知をしない」という、強い意思からはじまる夫婦物語になっていました。とても感銘をうけ共感できることは多かったんですが、残念な箇所もありました。何が残念かといえば「告知をしない」という江藤さんの意思に夫の愛情表現があつまっていたことです。

へんな言い方になるかとおもいますが、そこが〝近代文学〟に留まっているなあ、〝あたらしい〟

文学になっていないなあという不満になりました。この本は『妻と私』になっていますが、文中で妻は「妻」ではなく「家内」という表現で貫かれています。家内というのは一家の主、主人にとって、ひたすらいとおしく庇護されるべき人であり、そのように描かれています。妻を不安にさせてはいけない、怖がらせてはいけない、そうした思いでいっぱいのパターナリズム（父権的な温情主義）になっています。その感動は伝わってくるのですが、妻の声はさいごまで聞くことができませんでした。

告知の問題は医師の〈還りのいのち〉に対する向かい方ともかかわっています。そのことは踏まえておく必要がありますが、もし、ここで夫が妻に「告知してあげよう」という考えがあり、医師もまたそのことで以降のケアを協力するという関係をとることができたら、その後の時間はもっとちがったものになっただろう、そうおもった人もいたはずなんです。「告知をしてあげることが妻の残されたターミナルライフを支えることになる」と夫にそんな心のゆとりがあれば、そしてこの夫婦を支える人が登場したら、さらに一歩踏み込んだ夫婦の物語になったのではないかと。

もちろん、妻を失った江藤さんの悲しみと絶望に対して第三者のわたしが口をはさむことはできません。そういう事態に私たちが遭遇したら、おなじように動転するにきまっています。でも、ここで教訓を得たことだけはいってみたいのです。妻のターミナルライフはわたしのものではない。だから「妻には告知をしてあげよう―だから「わたしも告知をしてほしい」といえるようになりたいとおもいました。

その人のターミナルライフが先ずあり、それを受けてターミナルケアという課題がやってきます。その逆はないようにおもいます。

4　ターミナルケア――死にゆく人とどう向き合うか

ターミナルケアということはいったいどういうことでしょうか。医療の現場にこだわってみれば治癒のための手当てができない段階です。そこでのケアといえば、どうしても病人介護という立場になりそうです。けれども、ここでは看取りを含んだ介護であり、もっといえば、その先も見送ってあげるというところまでの視野がいるとおもいます。

そのあたりを考えるヒントにとおもい、お手元に配りましたレジュメのなかの「ターミナルケア・死にゆく人とどう向き合うか」という箇所の項目があります。そこに事項を五つ箇条書きにしてみました。

予後はあと一週間くらいという末期の患者さんが担当医師に「わたしはもうだめなのでしょう?」という訴えがあったんです。さて、どんな言葉で応対するべきか。この問題はなにも担当医師だけの問題ではありません。みなさんが末期の親しい友人や身内のひとを見舞ったときの訴えの声として考えてみてください。「わたしはもうすぐ、死ぬんでしょう?」と聞かれたんです。とてもつらい問い掛けですがなんとかしなければいけないのです。選択肢はつぎの五つです。

①「そんなこと言わないで、もっと頑張りなさいね」と励ます。
②「そんなこと心配しないでいいんですよ」と答える。
③「どうしてそんな気持ちになるんですか」と聞き返す。
④「これだけ痛みがあると、そんな気にもなりますね」と同情を示す。
⑤「もうだめなんだ…と、そんな気がするんですね」と受けとめる。

実はこのアンケート調査は医療にかかわっている人を対象にしたものです。医学生、看護学生、内科医、外科医、がん医、精神科医それに看護婦です。この人たちが患者にどう対応するのか、たいへん興味深いところです。このアンケート項目は日本にホスピスが誕生する八〇年代に大きな役割をされた医師、岡安大仁、柏木哲夫お二人の手によるものです。同じ箇所を哲学者の鷲田清一さんは『「聴く」ことの力』（ＴＢＳブリタニカ）という本でも引かれています。この本はとても深い著作だったのですが、ここで何番を選ぶかというヒントも、タイトルの「聴くこと」にあるようにおもいます。（会場、数人が挙手で応答。ただし、ほとんどの人が困惑して選択できなかった）

とてもむずかしい質問ですよね。おもわず、絶句してしまうか、はぐらかしたくなります。ここで、どれが正解かという答えがあるわけではありませんが「ターミナルケア」を考える核になる態度だけは引き出せるようにおもいます。

参考までに、アンケートで医療者はどんな回答になったでしょうか。結果は精神科医をのぞく医師と医学生のほとんどが①の「そんなこと言わないで、もっと頑張りなさいね」を選んだといいます。看護婦と看護学生のほとんどは③の「どうしてそんな気持ちになるんですか」を選び、精神科医のほとんどは⑤の「もうだめなんだ…とそんな気がするんですね」を選んだといいます。結論からいってしまえば、ターミナル期にある人（患者）に向き合う態度としては、精神科医が選んだ⑤の対応が一番相応しいというものでした。

わたしも、いろいろ考えてみたのですが、⑤になりました。そのあたりをわたしなりに理屈をつけてみたいとおもいます。五つの選択肢のうち、前半の①～③までと、残りの④、⑤とは立場がはっきりちがっています。前半の、

①「そんなこと言わないで、もっと頑張りなさいね」と励ます。

②「そんなこと心配しないでいいんですよ」と答える。

③「どうしてそんな気持ちになるんですか」と聞き返す。

というのは、医師あるいは看護婦等にとっては患者の前で採る手慣れた常套句の範囲だろうとおもいます。ここでは、まず患者の訴えを聴こうという態度よりも医療者としての態度を鮮明にしているのが特徴です。それは患者の不安や気持ちを急いで打ち消すかたちで対応しようとしているところにみえます。不安を訴える患者に対したときの医師あるいは看護婦としてのステレオタイプ化した〝激励〟になっています。

なかでも「そんなこと言わないで、もっと頑張りなさいね」とか「そんなこと心配しないでいいんですよ」になると、医師のパターナリズムの典型だとおもいます。たぶん、こうした対応に医師本人は疑いがないだろうとおもいます。こうなってくると患者は、あー、訴えてもしかたないとあきらめてしまいそうです。ついでにいえば、こういうタイプの医師はがん告知ができない、あるいは告知しようという意思を最初から持っていない医師ではないか、まちがってもホスピス

医師などになってはいけないタイプだろうとおもいます。また、患者にとってこのことばが励みに聞こえるとすれば〈往きの医療〉の段階だけでしょう。

ただ、③「どうしてそんな気持ちになるんですか」を選んだ看護婦の対応には、患者の次の返事にこたえる準備がなされているようにみえ、とくに違和感はないようにおもいます。治療とか指示をするのは医師ですから、看護婦としては医師へのバトンタッチの役割が大切でしょうし、このことばは自然な対応かもしれません。

後半の二つですが、

④「これだけ痛みがあると、そんな気にもなりますね」と同情を示す。

⑤「もうだめなんだ…と、そんな気がするんですね」と受けとめる。

この対応の特徴は患者の質問に対してどう返事をするかではなくて、患者の不安から発したことばをしっかり受けとめよう、理解しようという態度が前面にでていることです。精神科医であるからできるという問題ではないようにおもいます。ここでは「もう、死ぬんでしょう?」と問われての答えではなく応対の仕方にあります。ここで発せられたことばは患者の言葉を聞き流すような態度ではなく、まず聴いてあげるということ、患者のことばを自分のからだの中に受け入れる、患者の心情が胸のうちで受けとめられていると言うんでしょうか、そんなことばになっています。訴えた患者にとっては自分の不安をそのまま受けとめてもらったという安堵感が、やってくるのではないでしょうか。聴くというのは、信頼の源だとおもいます。

実際に、末期のこの段階の患者さんは、自分の訴えを聴いてくれる人かどうかも瞬時に見抜いてしまうといいます。ですから①や②のような返事が返ってくる人の前では「わたしはもうだめなのでしょう?」などという訴えは呑み込んで口にしないのではないか、という気がします。⑤の「もうだめなんだ…と、そんな気がするんですね」と包んでくれる人にだけ、心をひらいていくということです。

試されているのはターミナルケアという技術でも言葉のやりとりでもないということです。あるのは〈いのち〉への共感、それだけのようにおもいます。

『病院で死ぬということ』の山崎章郎医師にも率直に聞いたことがあります。患者さんから「先生、もう生きているのはいやになっちゃう」とか「もう、おわりにしたい」と言われたら、どう答えるんですかと。すると、「そんなふうに感じるんですか、とまず聞き返します」とのことでした。そのときは患者さんの側に座り手にふれながらです。そうすると患者さんは「そうです」「どうしてそう感じるんですか」「だって、体がだんだん動けなくなってきたし」「それで、死が近いと感じるんですか」というようなやりとりになり、「たしかに、状態はよくないですね。

あなたが感じているとおりかもしれません」と。そのとき山崎さんは「そんなことはありませんと、否定はしません」とはっきりおっしゃいましたね。なるほど、ホスピス医師になるということはそういうことか、と思い知りました。

末期の患者で、死が近いと自覚している人は、通りいっぺんのことばを待っているのではないこと、〈還りのいのち〉をしっかり受けとめてくれる人にだけ体をあずけるのだとおもいます。そうだとすると、ターミナルケアというのは、医師や看護婦だからとか、あるいは身内だから適任だとは限らないということになります。

もうひとり、在宅ホスピスを実践している内藤いづみ医師も、わたしとの往復書簡のなかで「死は誕生の逆である」（『いのちに寄りそって』オフィス・エム）と書いていました。

「誕生のあと私たちは赤ちゃんに乳を飲ませ、あやし、抱き上げ、愛情を注ぐことをあきることなく毎日くりかえします。看取りもおなじことなのです。相手の言葉にいつも耳をかたむけ、側にいてほしい時にじっとつきそい、好きなものをたべてもらい、体をきれいにして、みんなでその人を囲んで過ごしていく」と。

看取りというのは〈往きのいのち〉を迎え入れたときの抱き育んだ愛の表現をそっくり〈還りのいのち〉に返していくことだ、ということでしょうか。

今日は〈死〉を〈いのち〉と読む、そんな新しい世紀を目の前にしているという話から、すこし欲張り過ぎた展開になってしまいましたが、お話してみたいことはほぼ申し上げたようにおもいます。ありがとうございました。

あとがき

臓器移植法の施行から三年経って、こんどは介護保険法が施行された。そして二一世紀を迎えた。その間のわが家の変化といえば、ずっと寝たきりが続いている九二歳になった義母の要介護認定が「要介護3」から「要介護5」にランクアップしたことだ。

介護保険という制度上の表現をつかうと障害老人の日常生活自立度（寝たきり度）の判定が究極の段階になったということになる。具体的には一日中ベッド上で過ごし寝返りもうたない状態になり、排泄、食事、入浴、着替えや身だしなみなど一切に介助を要すること。さらに補足すれば、その介護労働が一日一〇分以上の状態にあると認定したことである。ちなみにこの認定によって、保険給付の限度額が月額約二十六万円から約三十五万円強まで利用可能になる。義母の利用額は現在七万円弱。そのほとんどが毎週一回の入浴サービス料で、あとは電動式の特殊ベッドと付随用具一式の貸与。保険の給付は九割だから利用者負担は一割の七千円弱というところだ。けれど、あらたに要介護5になったからといって介護サービスの利用を増やす考えはない。

介護保険は私たちの社会にはなかった介護サービスを普及させた。それは「介護の社会化」という理念によっている。排泄や入浴、食事など身体の接触を介した他人のケアのことであり、家族がこれまで当然のように引き受けていたケアを私的な領域から外部へと広げていくこと。要するに老人介護を家族の責任問題に戻さない深い視野にたった親密なケア社会をつくりだそうとしていく段階に入ったことを意味している。

だが、そのために介護保険が触れないでいることがある。死の臨床についてである。

要介護1とか要介護5という評価は、老いの障害が不可避的に抱えこんでいる死への深度にほかならない。あらためて老人介護とは、死を診て見ぬふりをすることではないし遠ざけることでもない。さいわい義母に呆けの症状はなく、意思疎通には問題がない。それだけに、日々鬱鬱としながら、思うようにならない身体の痛みと数えきれない不安とぐちを訴える時間を手に入れようとする。家族（とくに妻）には身体介助以上に、聴くこと、そばにいるということを要求していく。要介護5という段階は「看取り」をどこかに繰り込んだ視点をうながしているということ。それともうひとつ。老人介護には看取りのうえに「見送る」という役割と眼差しも要るのではないかとおもう。

本書の中心課題となっているターミナルライフに関連して、このことだけは触れておきたかった。

さて、本書は近年私が追いかけてきた〈いのち〉にふれた講演から次の三つをベースにそれぞれ加筆および補筆して、収めたものである。

一、『死を「いのち」と読む時代——臓器移植法の施行によせて』については、第四回ファクス書簡ライブ講演会「高齢社会の子ども・家族・医療」（一九九七年一〇月一〇日、山梨日日新聞社・教育研究会主催）

での講演「往きの医療、還りの医療」

二、『往きのいのちと還りのいのち――ホスピスという臨床』については、第五回ファクス書簡ライブ講演会「世紀末の子ども・家族・生命」（一九九八年一〇月一〇～一一日、山梨日日新聞社・教育研究会主催）での講演「ターミナルライフあるいは劇としてのホスピス」

なお、これらの講演は他に評論家の芹沢俊介、劇作家の山崎哲、教育評論家の藤井東、詩人の宿沢あぐり、それにホスピス医の内藤いづみ、という人たちによる活気あふれる講演会だった。会場が温泉旅館（甲府市・嶋屋旅館）だったこともあり、夜の語らいも格別だった。藤井東さんにはとくにお世話になった。

三、『生き急がない、死に急がない――ターミナルライフの発見』については、『幸せに死ぬということ――米沢慧の話を聞く』（一九九九年九月二八日、あんなの会主催、沖縄県・平良市立図書館）

この講演会では宮古島のあんな（母親）の会の方の他に東風平恵典・糸子ご夫妻には、温かいお持てなしと愉しい思い出をつくっていただいた。感謝。

そして、最後になったが、ボーダーインクの宮城正勝氏。宮城さんには甲府の講演会で何度かお会いし、宮古島の講演会にもお見えになった。そして講演録はそれぞれテープから起こされ、「一本にまとめましょう」という話をいただいた。とてもうれしいお申し出だった。あれから一年以上経ってしまったが、根気よく待ってもらった。

むろん、読んでいただければ、これらの記録はささやかだが、世紀を超える力は失っていないはずである。おかげで、講演録という形で二〇〇一年という新しい世紀の始まりの足場を固めることができた。宮城さん、ありがとうございます。
そして、本書を手にしていただいた方、幸せでありますように。

二〇〇一年二月一〇日

米沢慧

米沢 慧よねざわ・けい

1942年、島根県生まれ。早稲田大学教育学部卒業。「ファミリー・トライアングルの会」や「AKIHIKOゼミ」を主宰。
著書に『事件としての住居』(大和書房)、『ファミリィ・トライアングル』(共著、春秋社)、『「幸せに死ぬ」ということ』(洋泉社)、『いのちに寄りそって』(共著、オフィス・エム)、『ホスピス宣言』(共著、春秋社)などがある。

ボーダーブックス5

往きのいのちと還りのいのち

発　行　2001年4月20日　第1刷発行
著　者　米沢　慧
発行者　宮城正勝
発行所　㈲ボーダーインク
〒902-0076　沖縄島那覇市与儀226-3
TEL　098-835-2777
印刷所　㈱平山印刷

ボーダーブックス①
子供の「悲鳴」にどう向きあうか
芹沢俊介

いじめ・体罰・登校拒否・ナイフ刺殺・自傷行為・援助交際・酒鬼薔薇、――居場所を失った子どもたちに寄り添う、深くて熱いメッセージ。

定価（800円＋税）

ボーダーブックス②
現在をどう生きるか
吉本隆明・藤井東・芹沢俊介

「価値が本体から離れて浮遊している」衝撃の吉本講演をはじめ、世紀末現在の子ども、家族、社会、戦後を過激に読み解く講演と対談。

定価（1000円＋税）

いじめはどうして起きるのか
芹沢俊介

「人間」「野生」「イノセンス」をキーワードにいじめ・集団暴行などの学校事件を読み解く講演録。いじめが終るときとはどういうときか。

定価（776円＋税）

子供の暴力、子供への暴力
芹沢俊介

「やっちゃう存在」としての子どもをどう受けとめるか。集団的身体を強いられ、指導と称する暴力にさらされている子供たちの発信に応える。

定価（776円＋税）